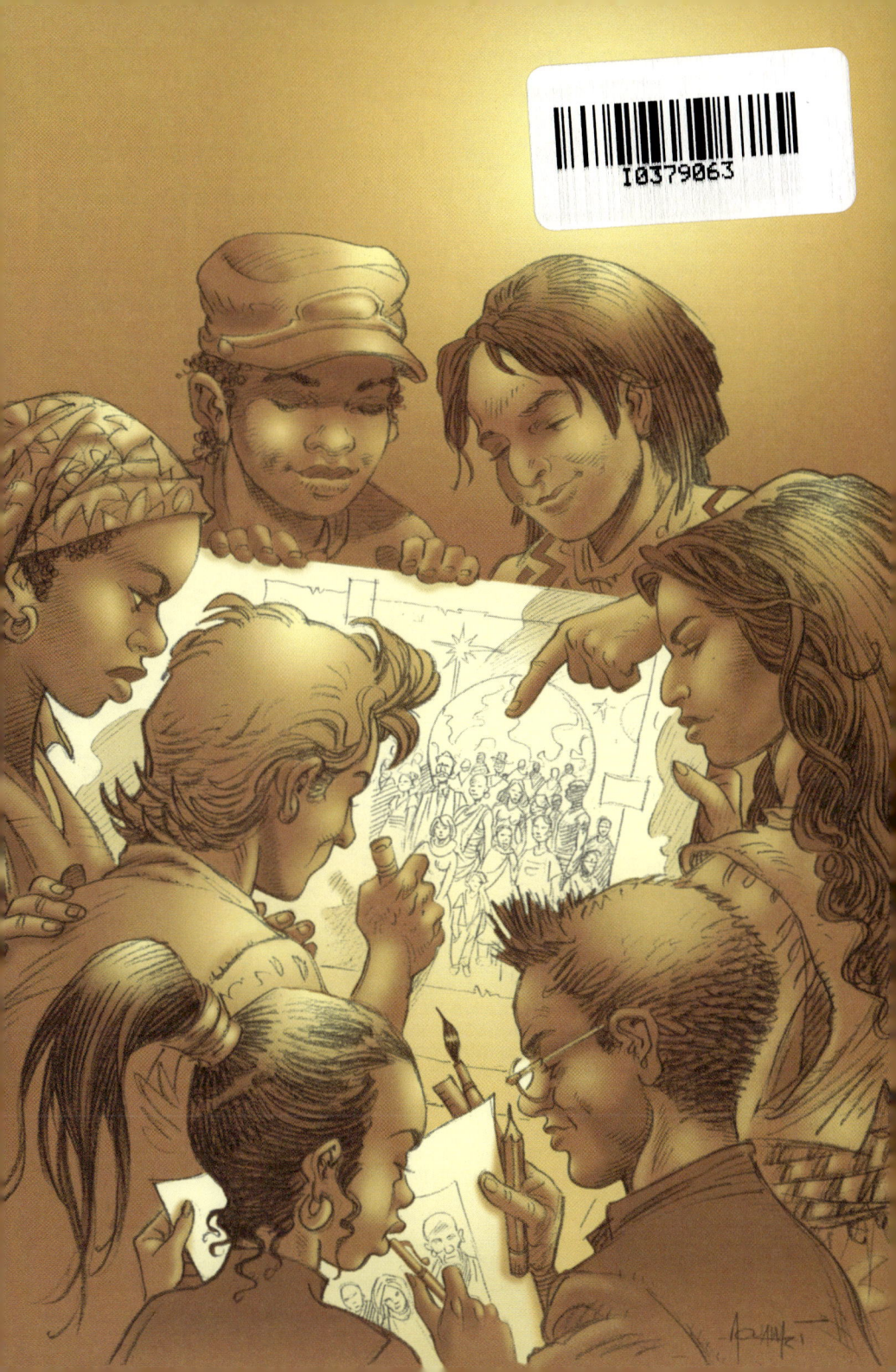

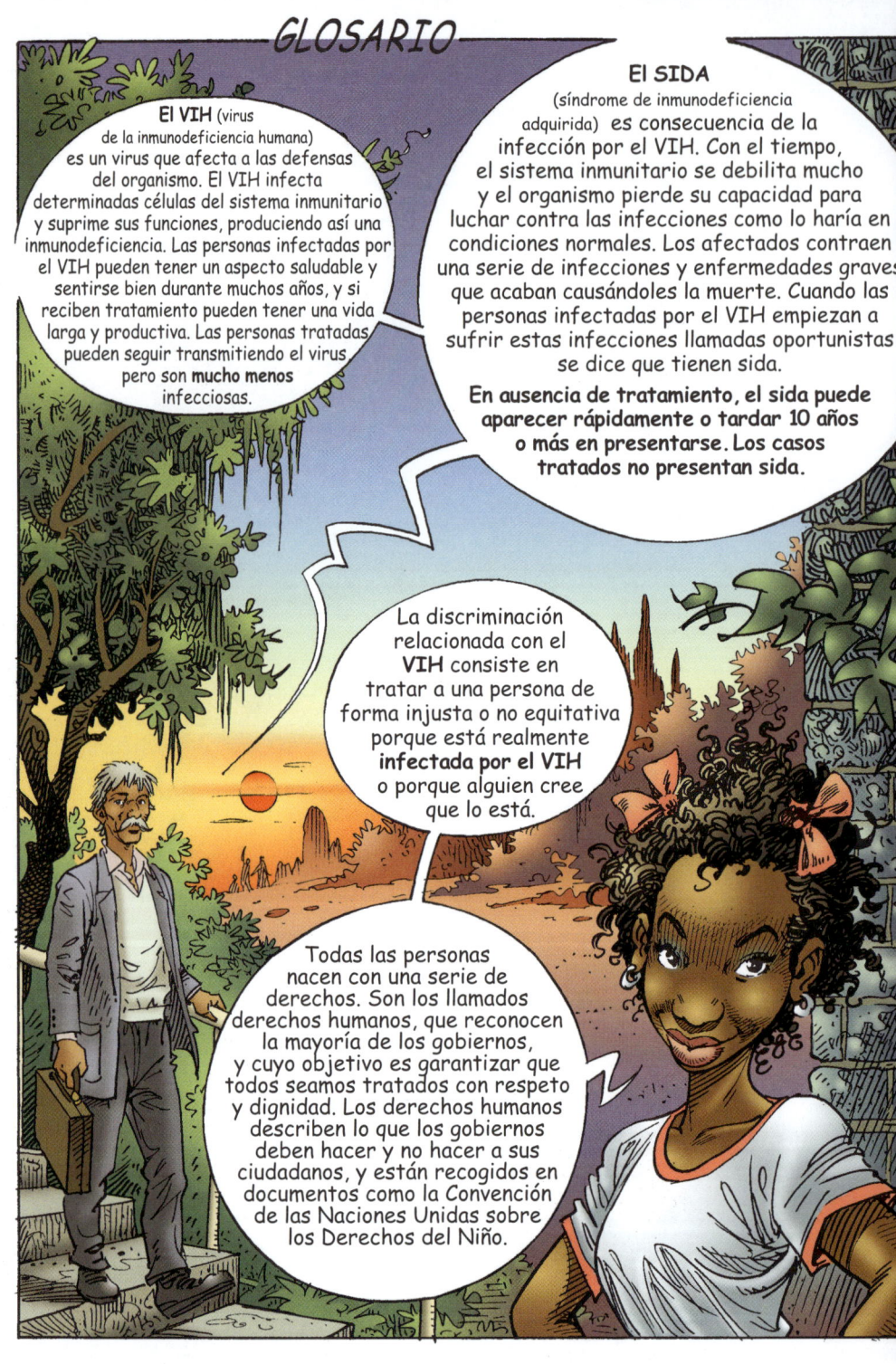

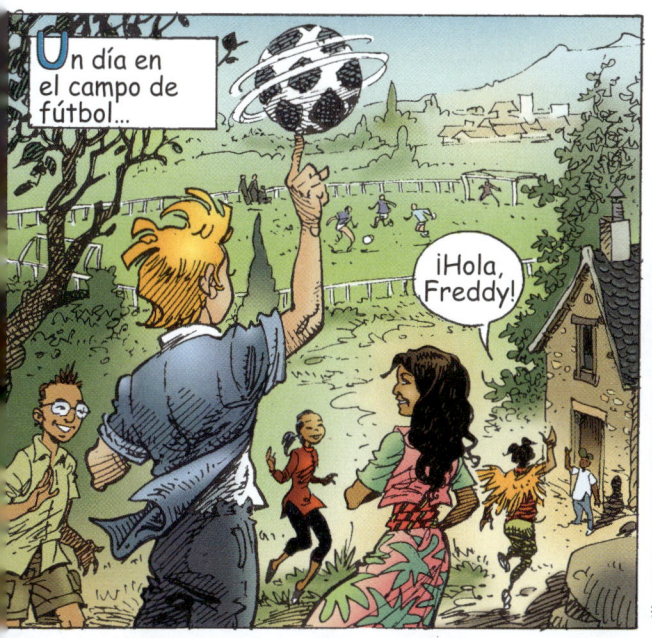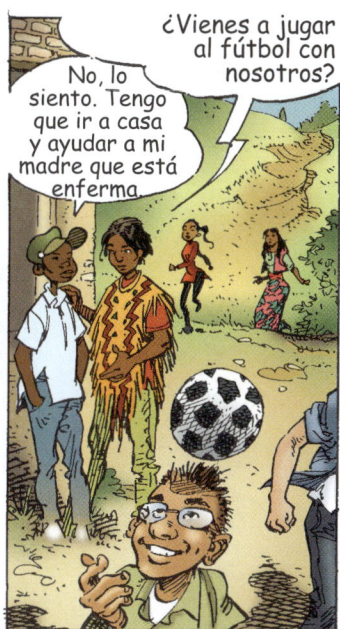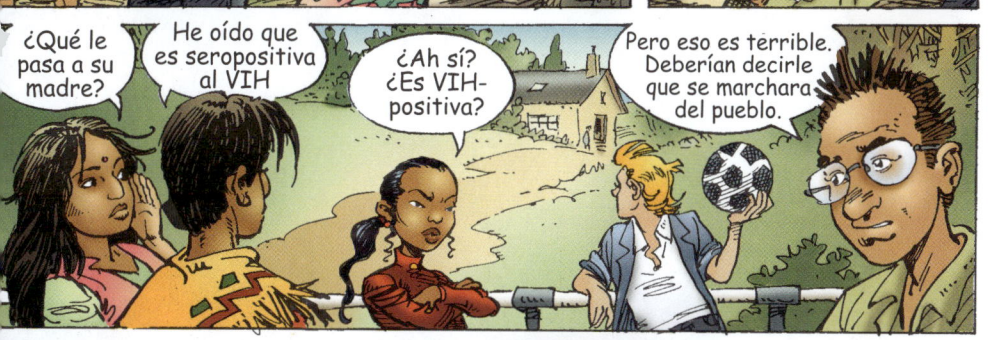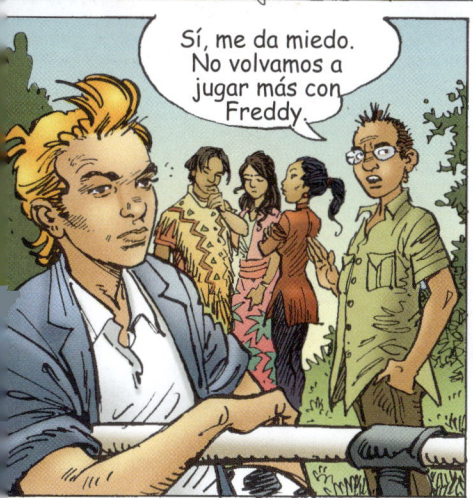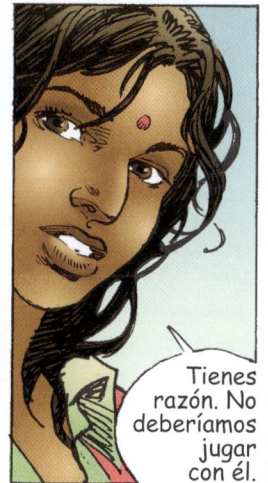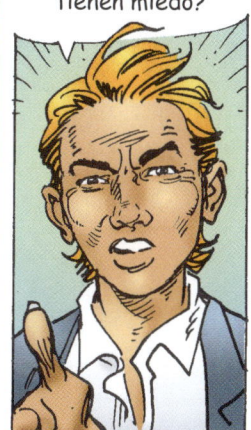

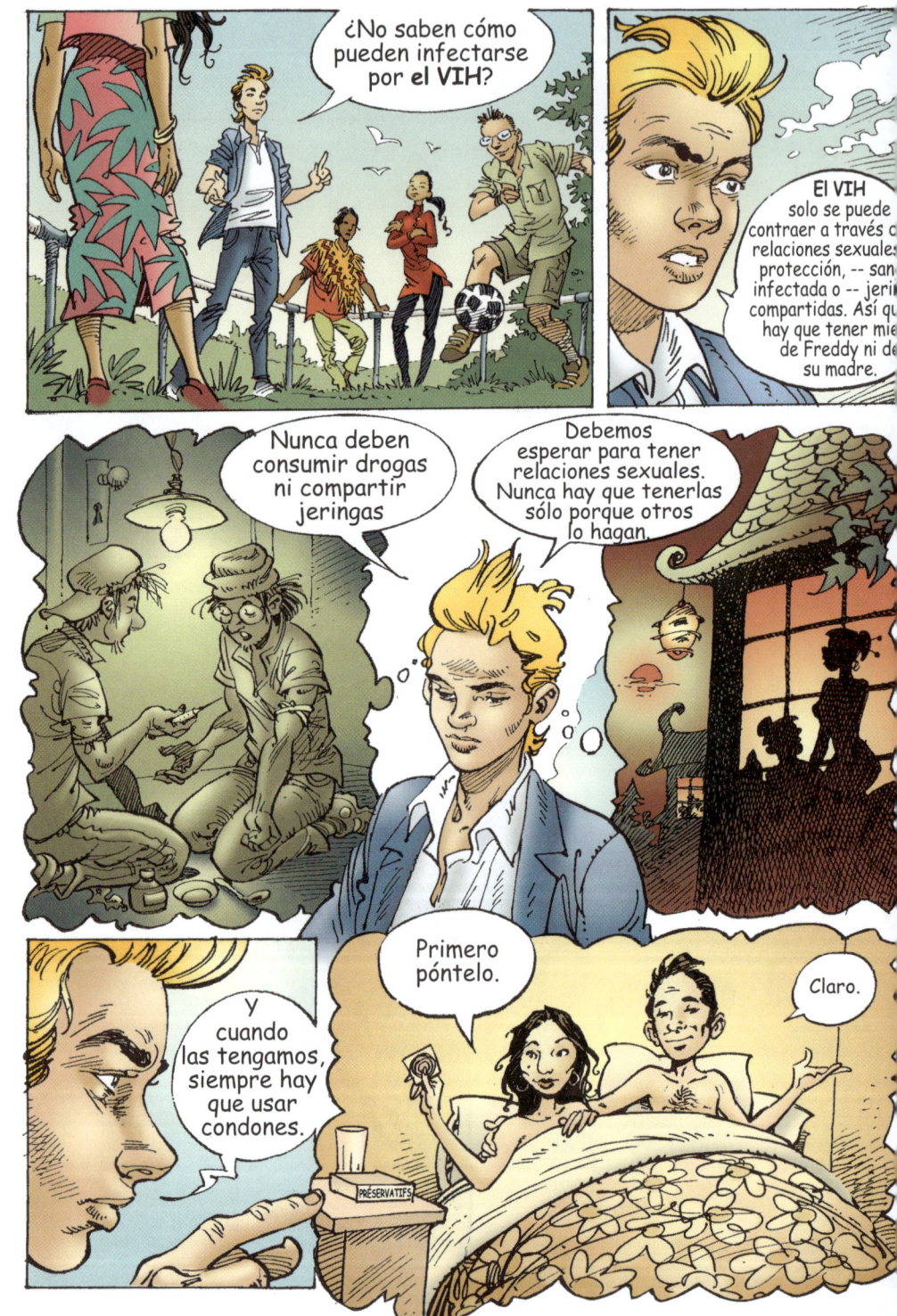

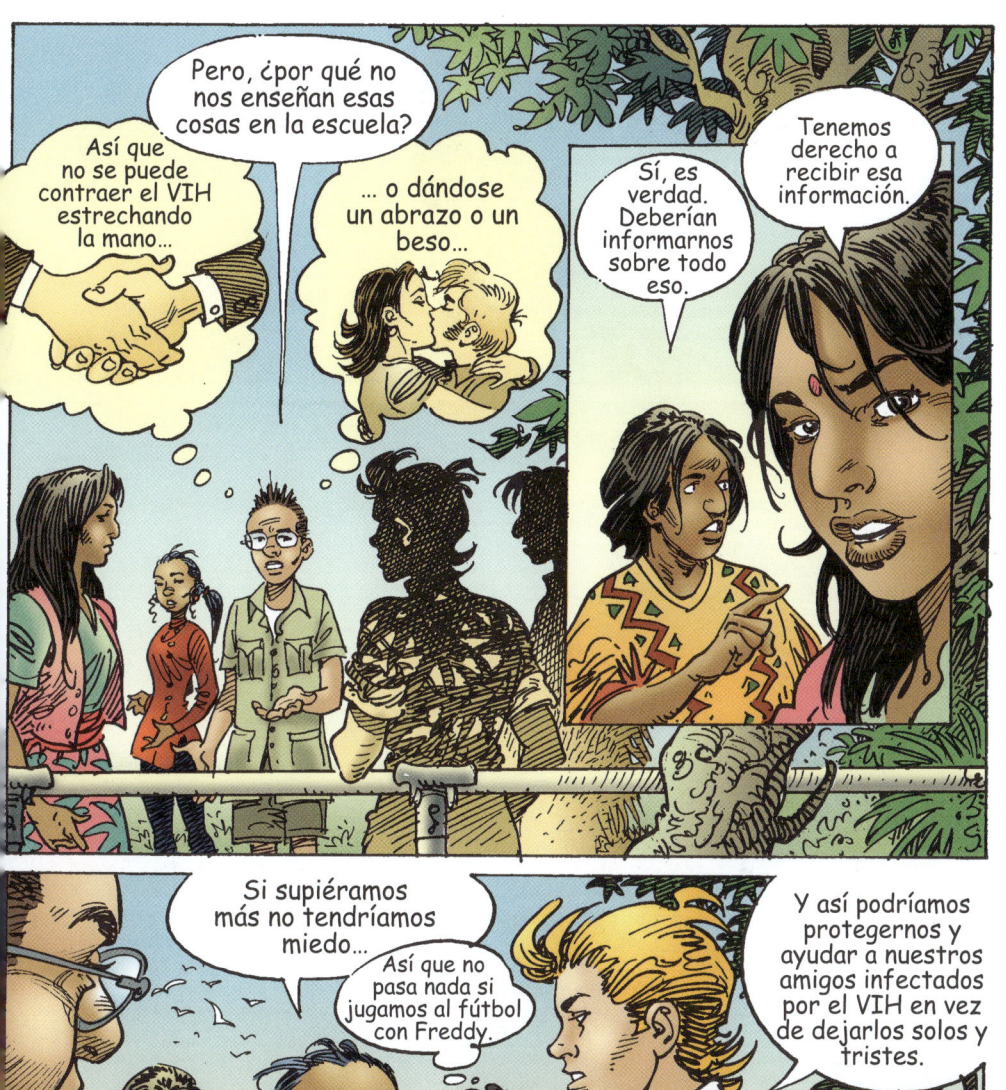

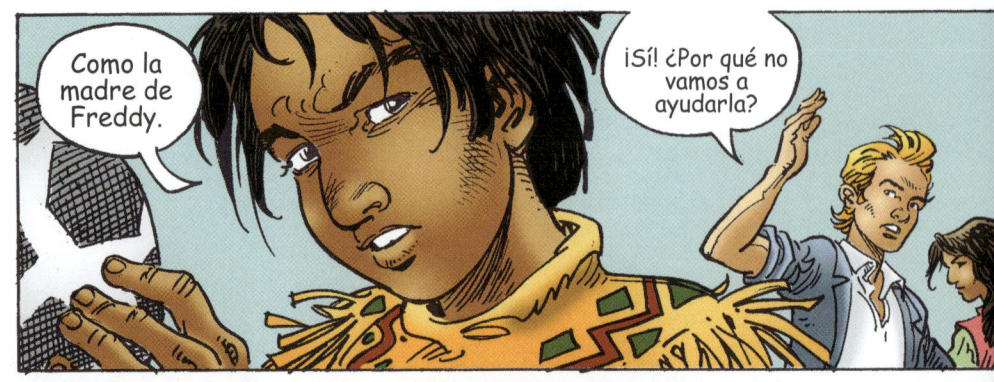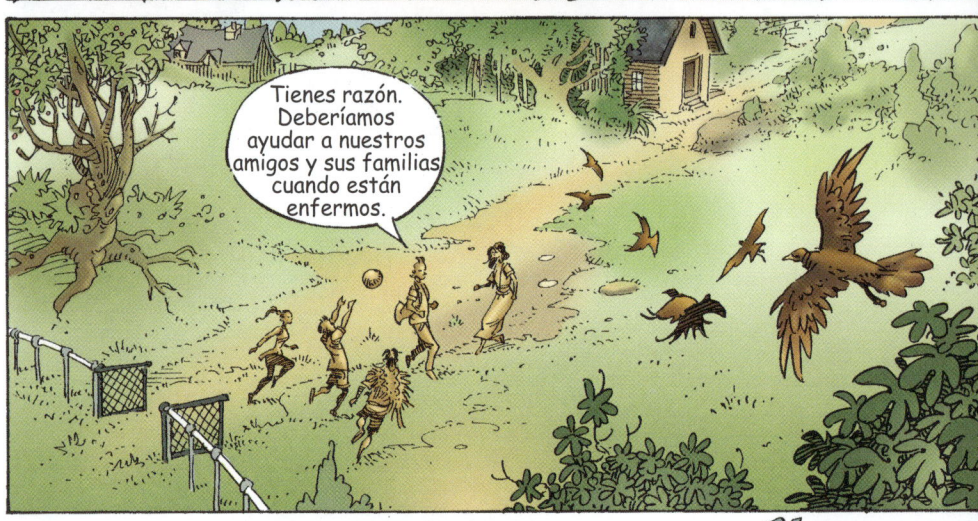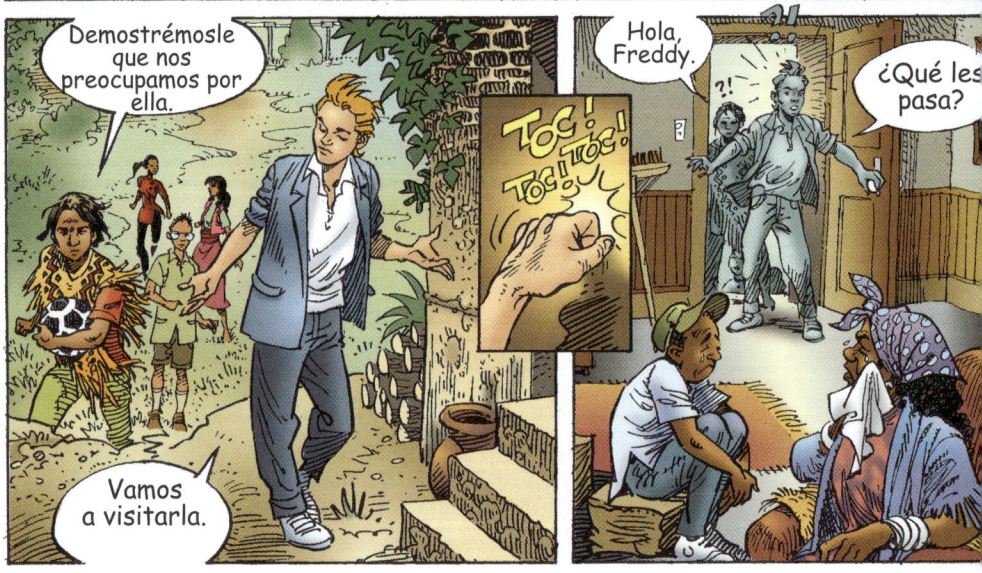

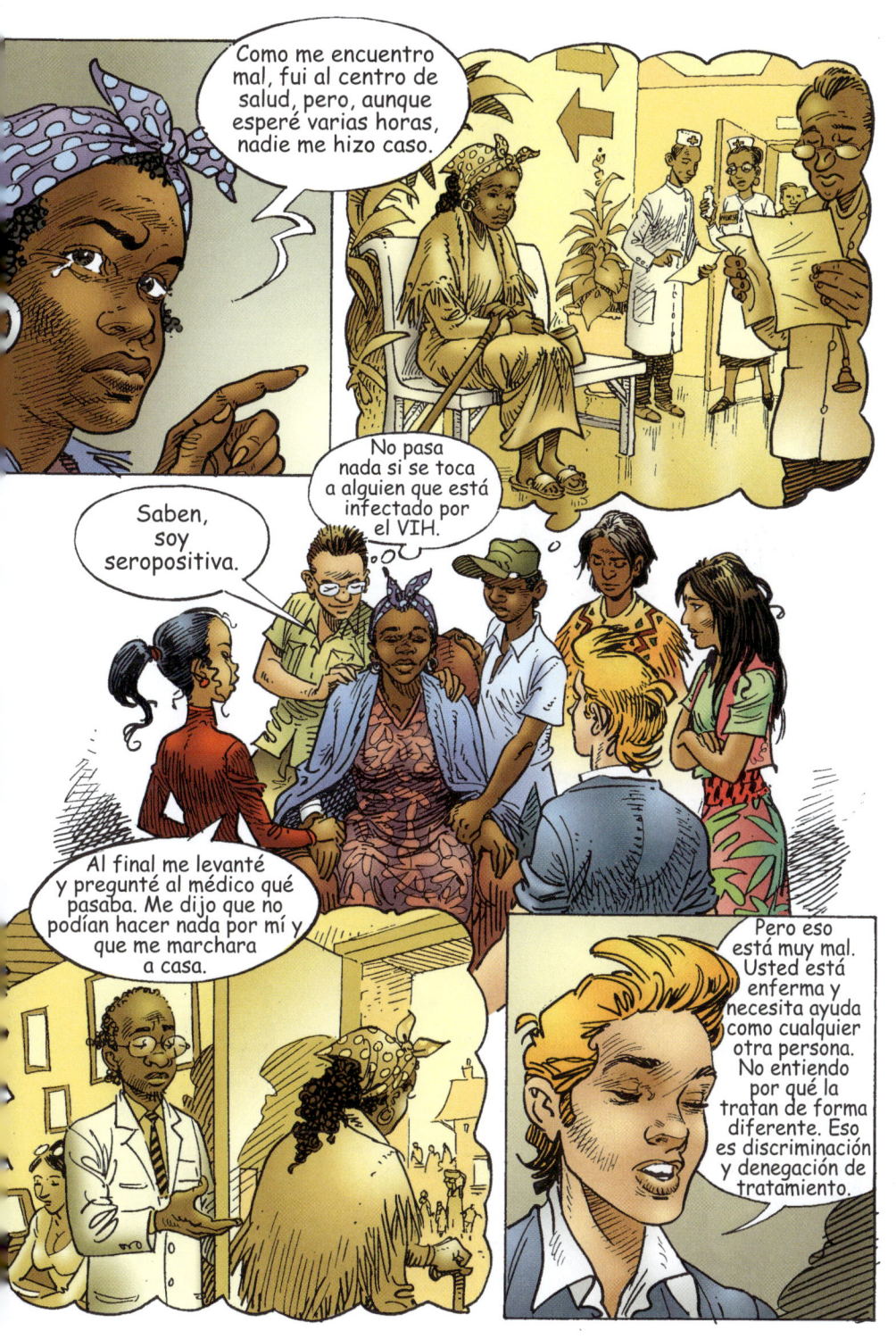

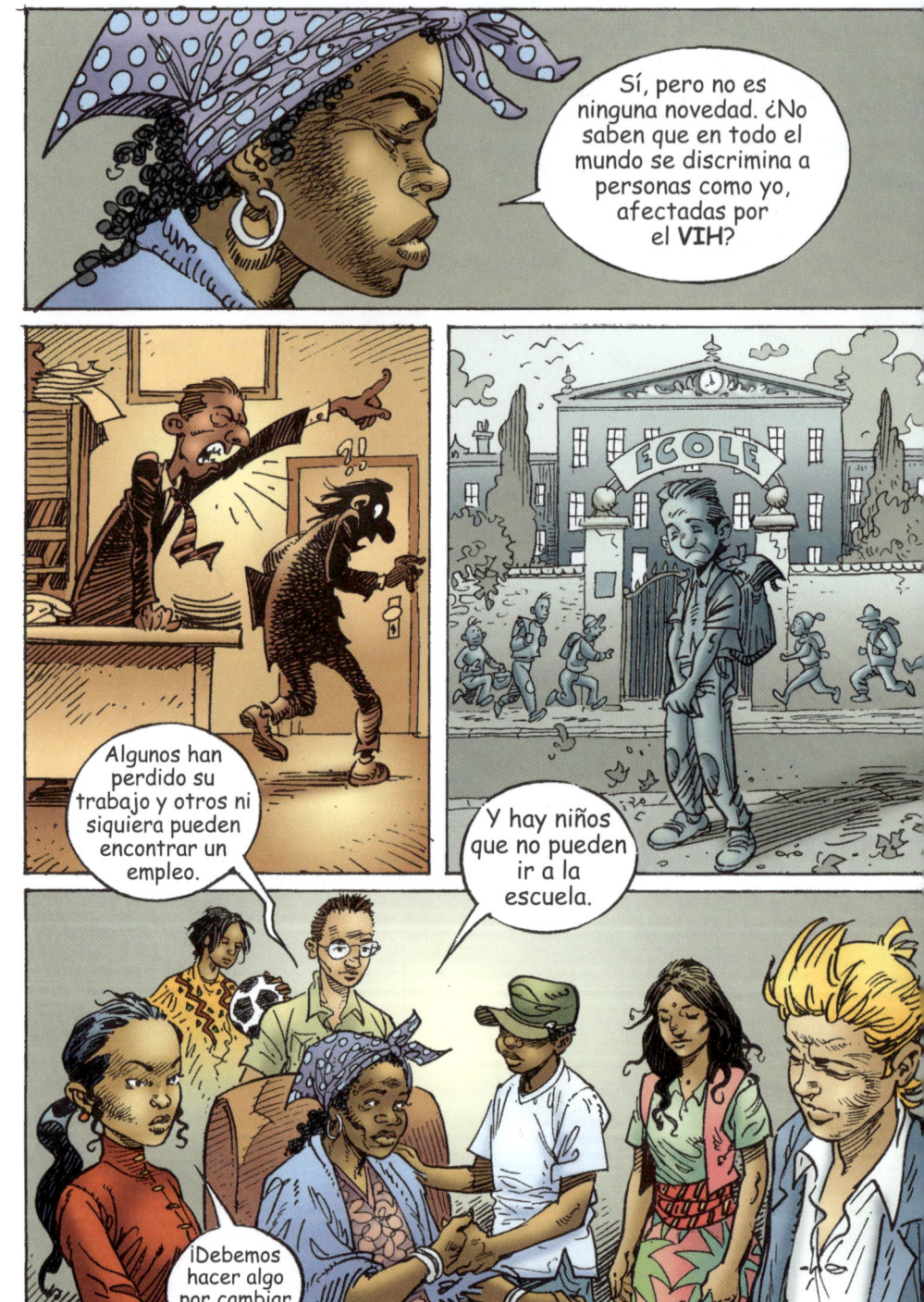

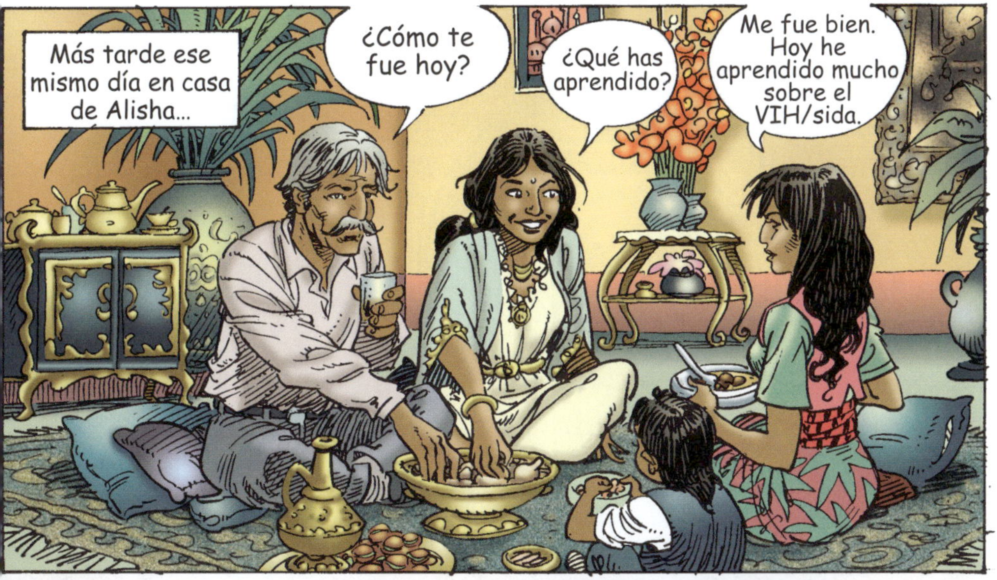

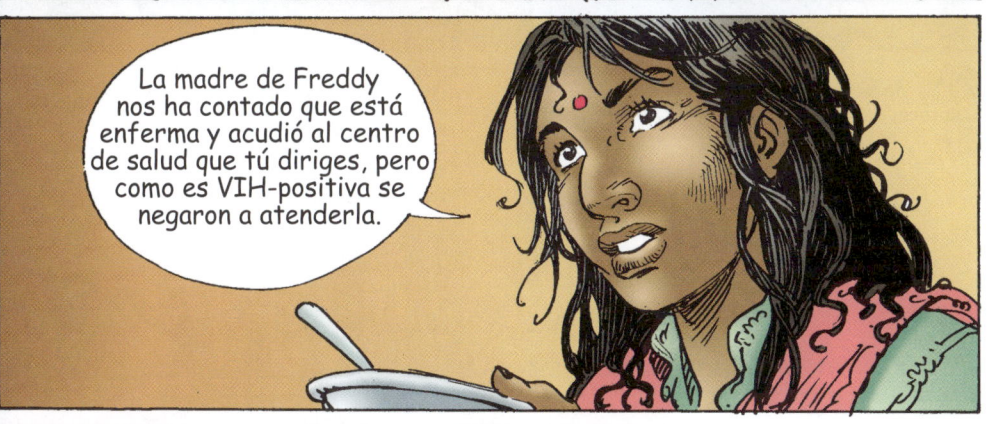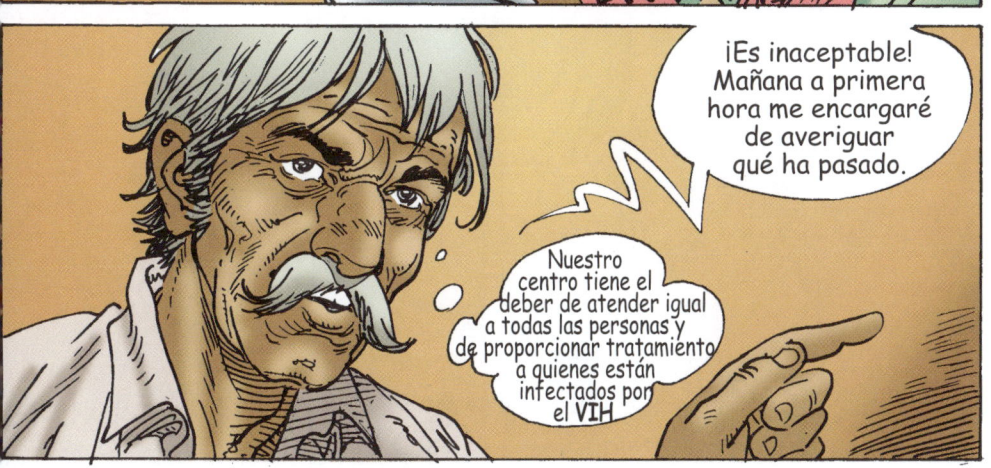

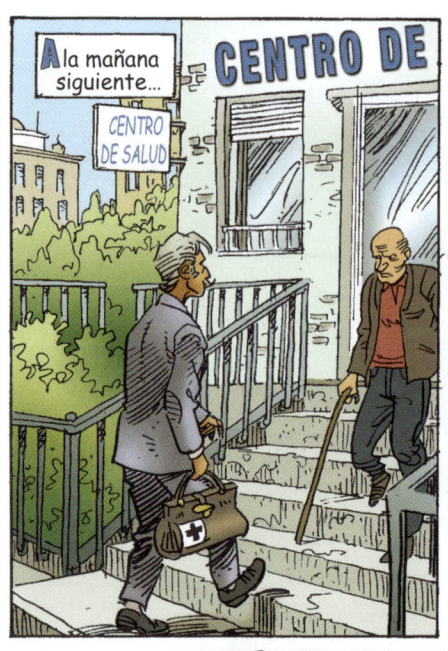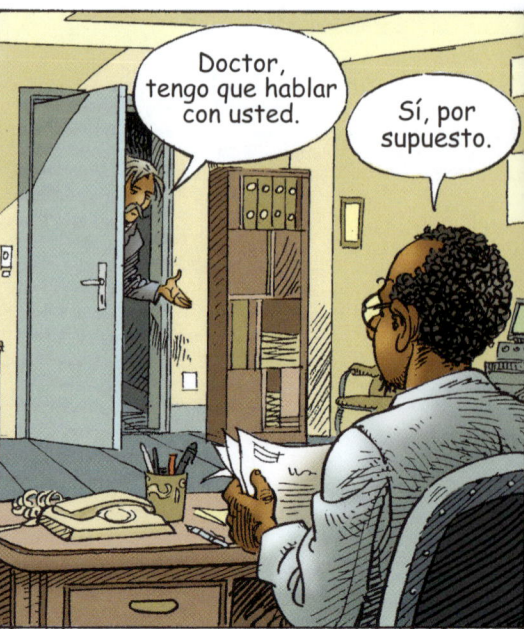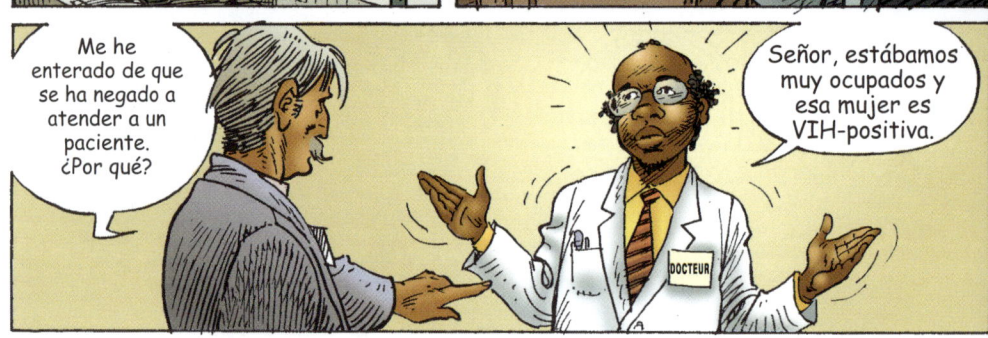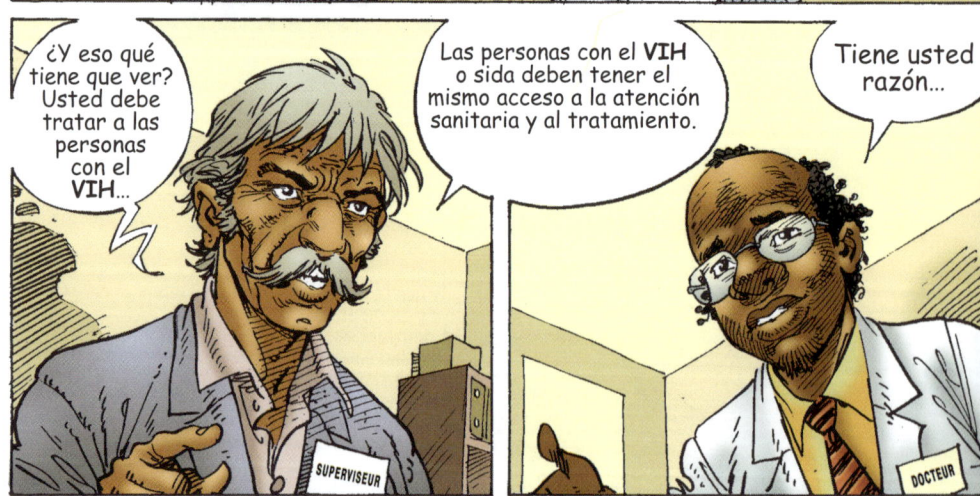

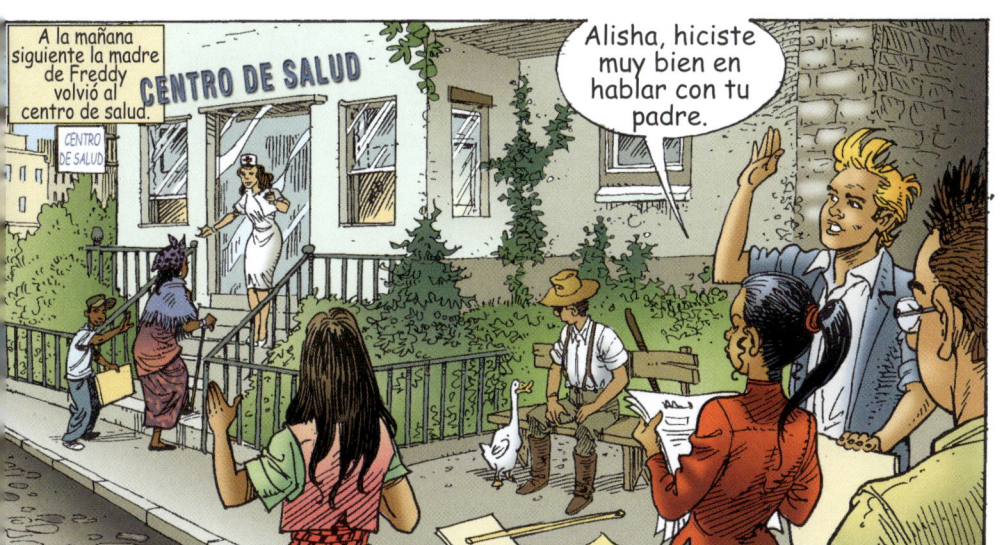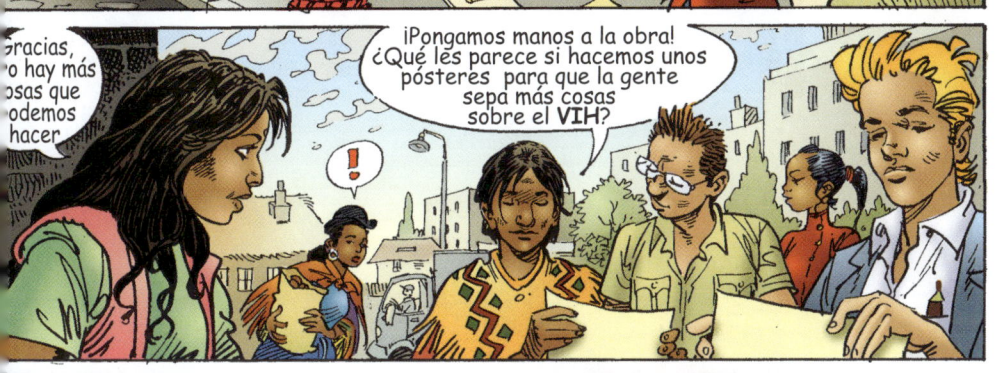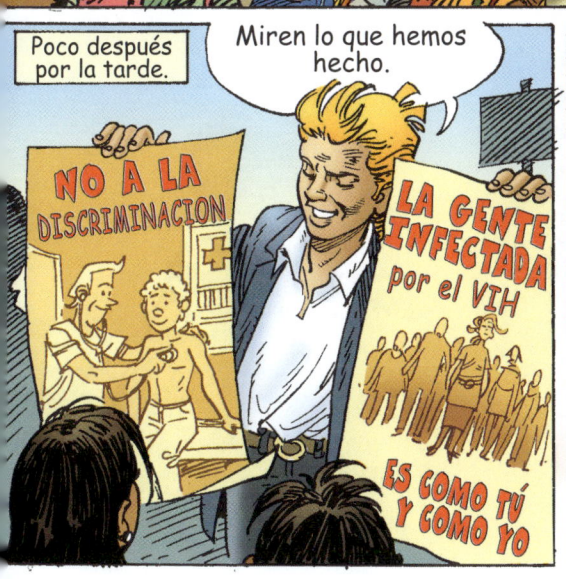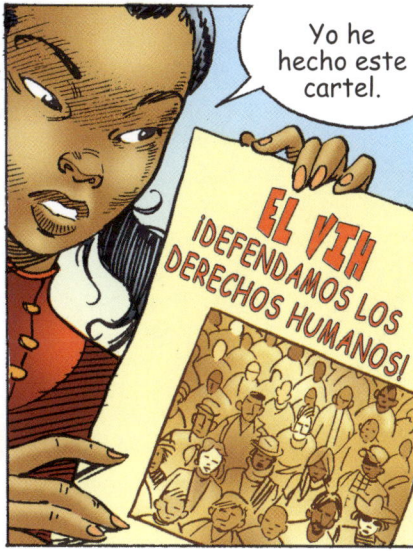

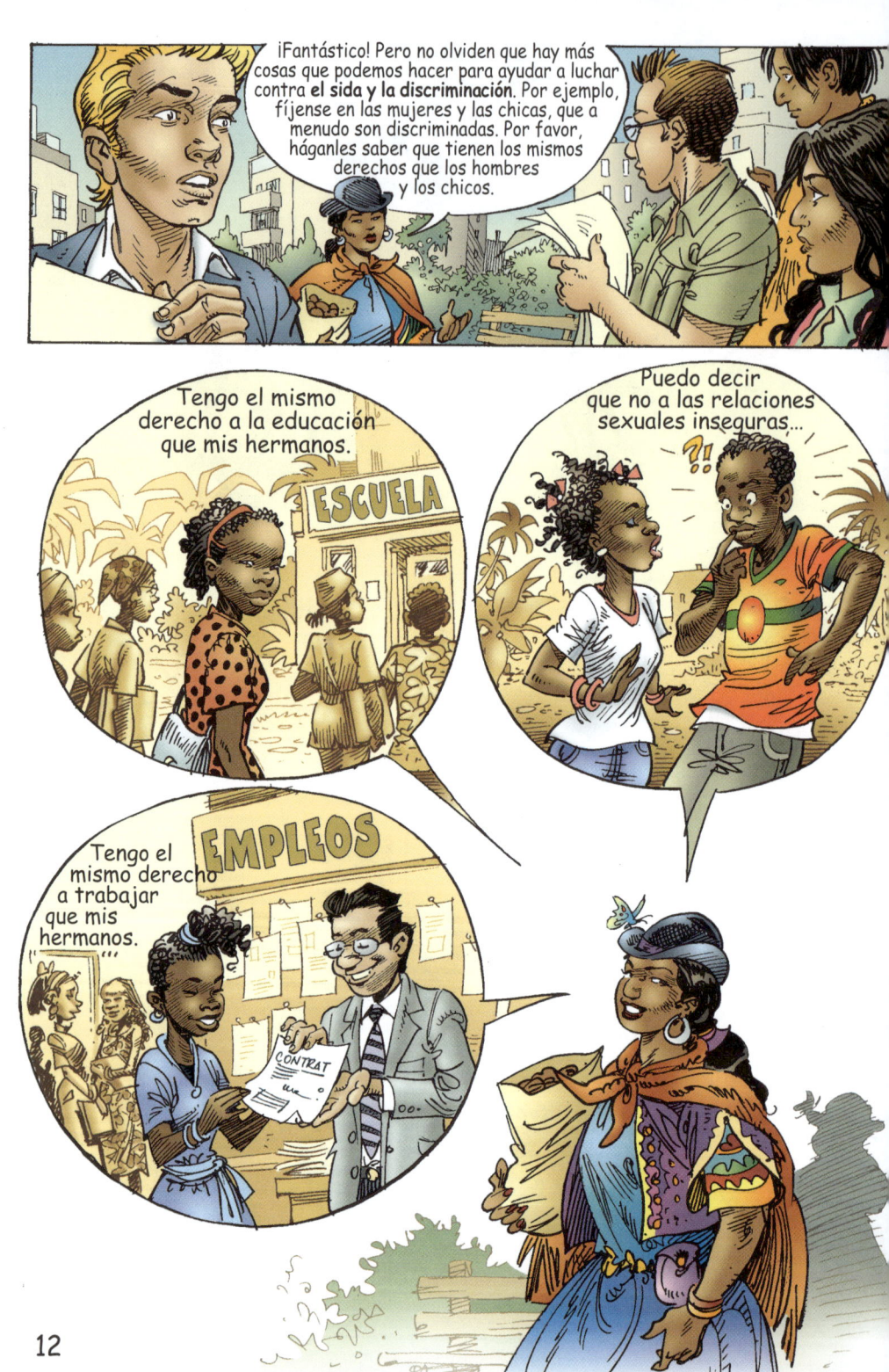

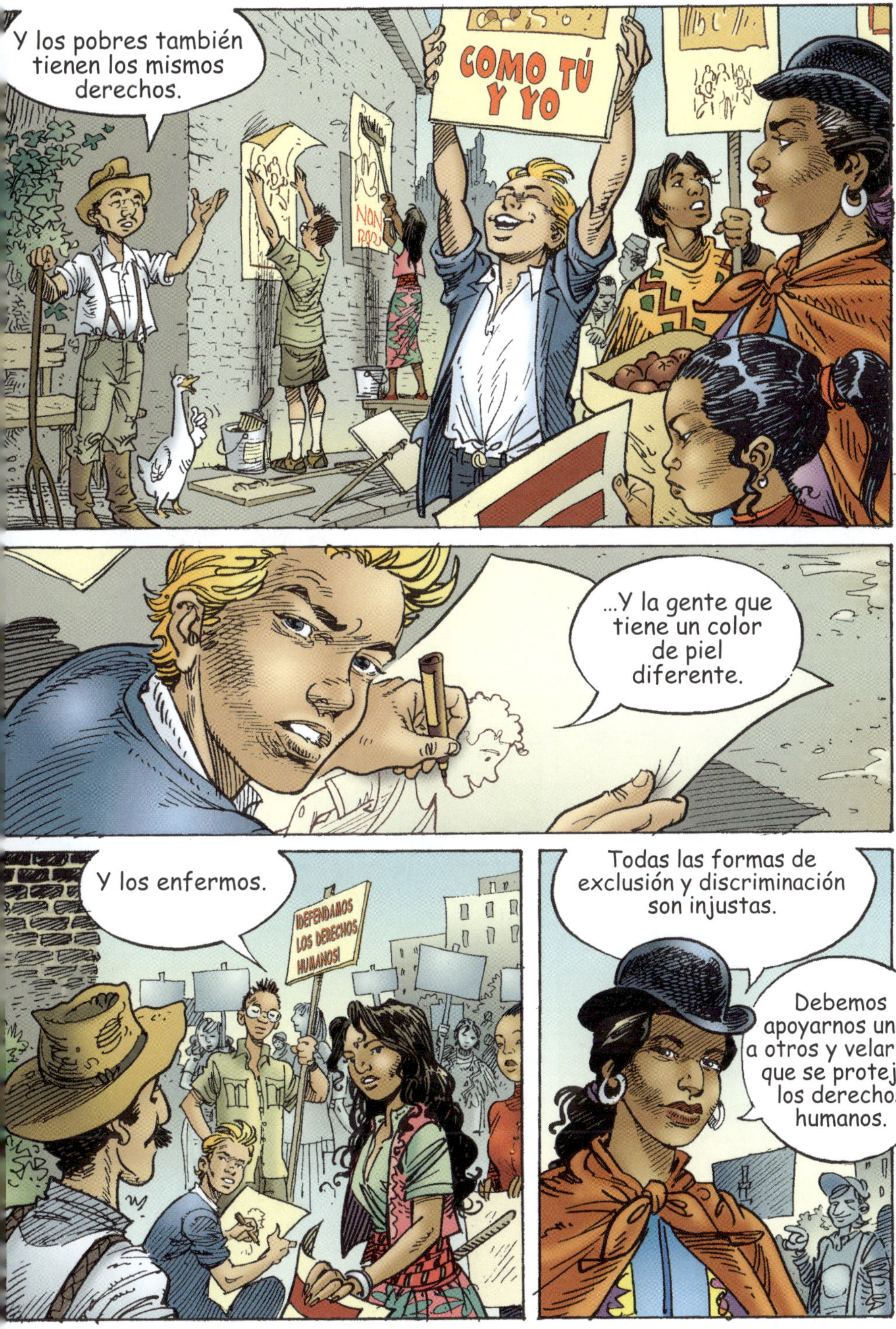

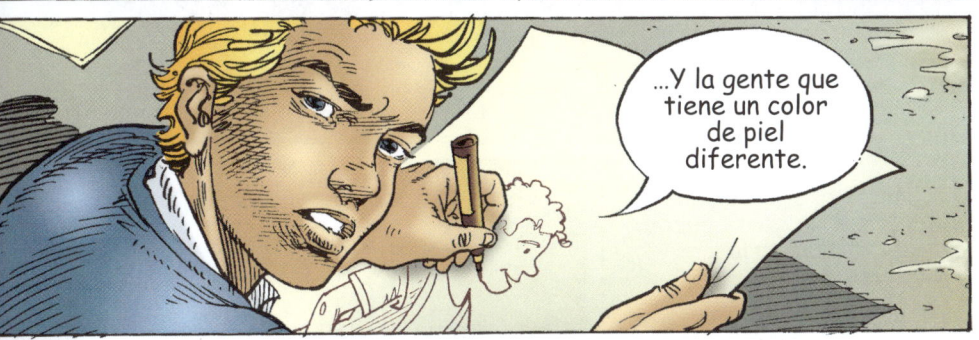

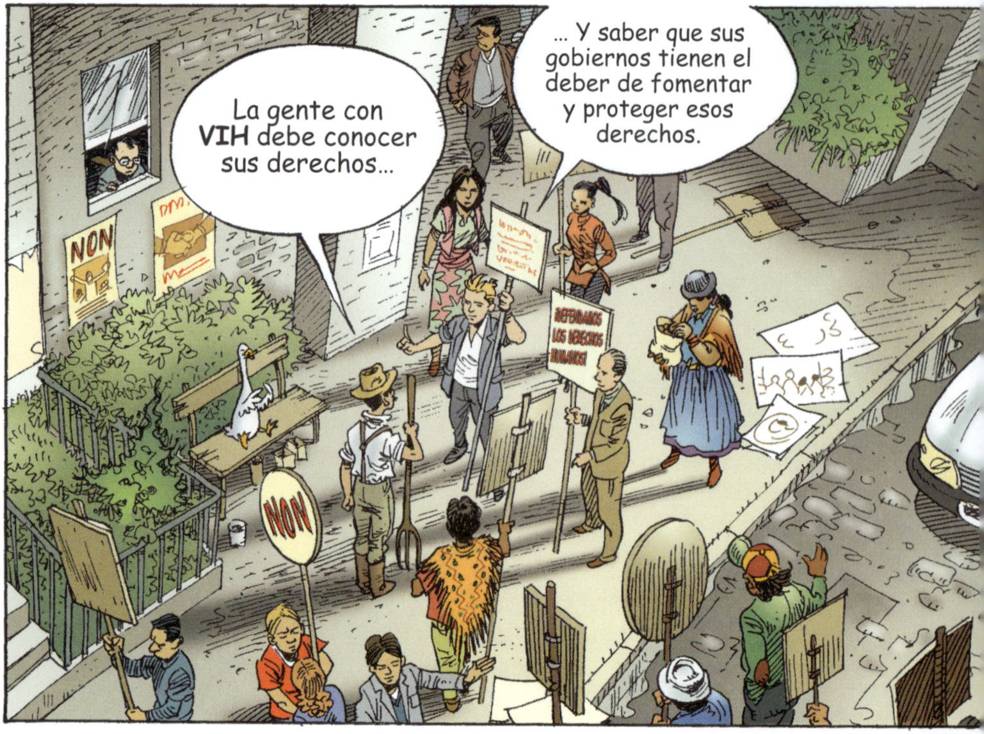

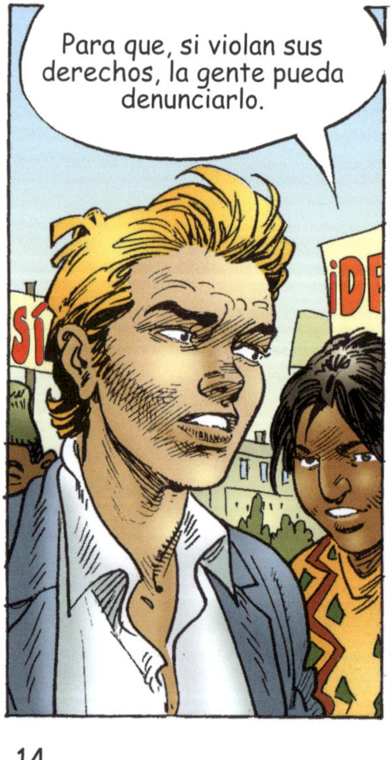

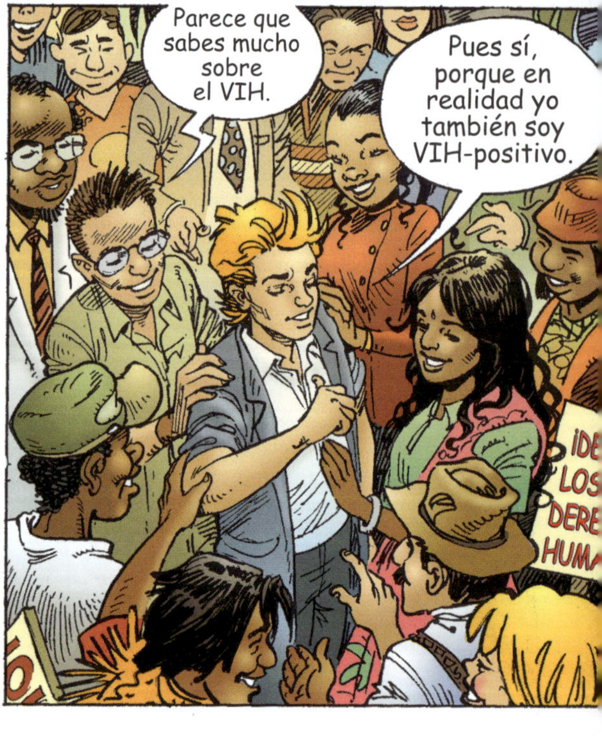

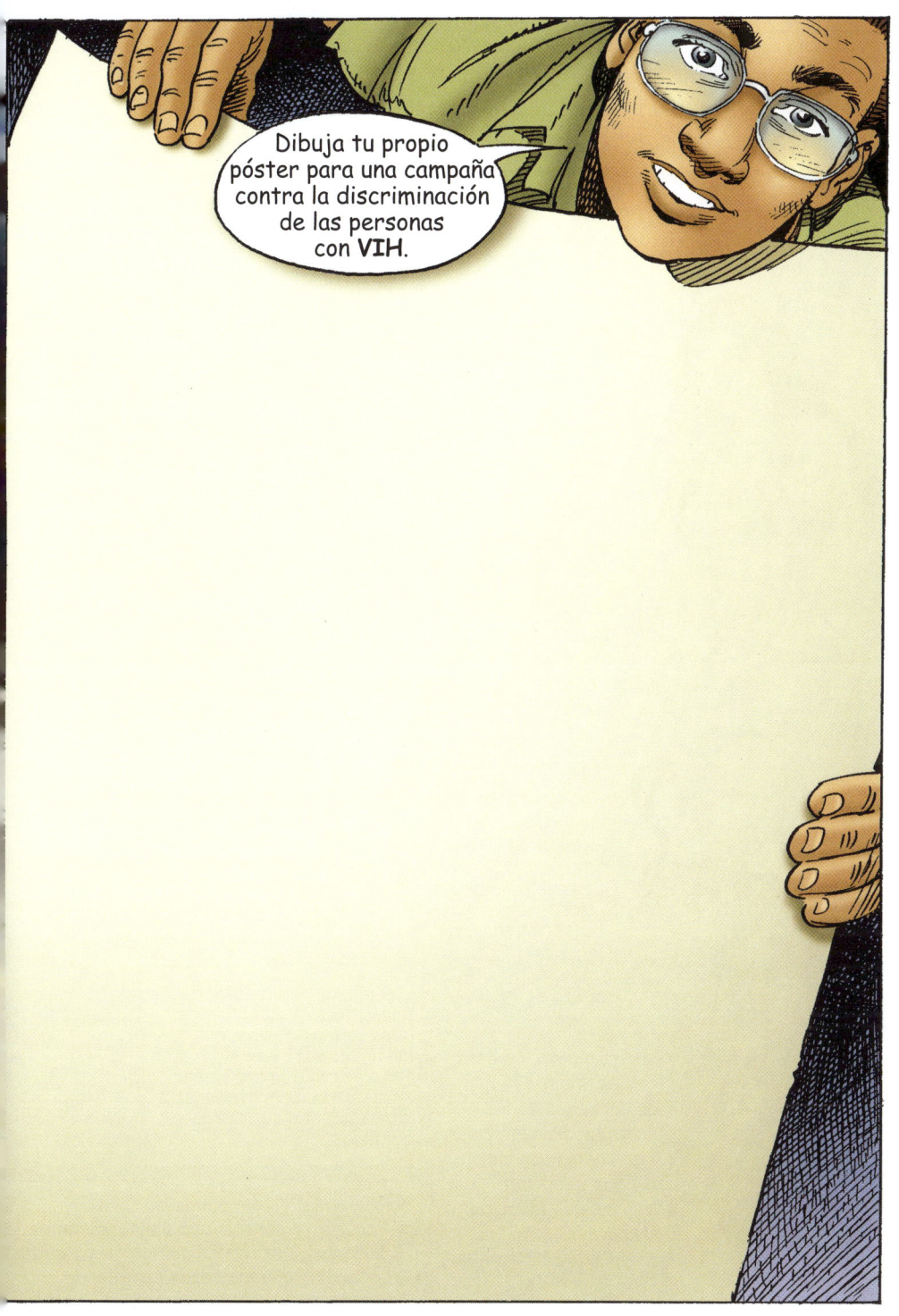

RECUERDA

El VIH no se puede transmitir de una persona a otra estrechándose la mano, abrazándose, tocándose, besándose o acariciándose, tosiendo o estornudando, utilizando la misma piscina, compartiendo la cama, ropa de cama o de vestir, ni a través de la comida o las picaduras de los mosquitos.

El VIH solo se transmite a través del intercambio de líquidos corporales infectados, es decir, teniendo relaciones sexuales no protegidas (sin condón) con alguien infectado, utilizando instrumentos (agujas, jeringas, cuchillas) que hayan sido utilizados por alguien infectado, a través de transfusiones de sangre infectada o de productos sanguíneos que contengan el VIH, y por el paso del virus de la madre infectada a su hijo durante el embarazo, el parto o la lactancia.

Todos tenemos derecho a la información, y en particular a **la relacionada con el VIH**. Tenemos que estar informados y hablar abiertamente sobre **el VIH y el sida** para prevenir la infección y ayudar a quienes ya **están infectados**.

La gente **infectada por el VIH** tiene derecho a ser tratada con respeto y dignidad, como cualquier otra persona.

No padecer discriminación por razón alguna (raza, color, sexo, idioma, religión, opiniones políticas o de otro tipo, origen nacional o social, riqueza, nacimiento o estado de salud) es un derecho humano del que todos debemos disfrutar y todos debemos respetar.

Todos los gobiernos tienen el deber de fomentar y proteger los derechos humanos. Los gobiernos no deben discriminar a nadie.

Las personas infectadas por el VIH pueden ayudar a los demás a conocer mejor el VIH y el sida, a no tenerles miedo y a tomar medidas para protegerse a sí mismos y a sus seres queridos.

La discriminación está mal, es injusta y viola los derechos de las personas discriminadas. A quienes discriminan hay que exigirles responsabilidades por sus actos.

Defiende los derechos humanos. Movilízate **contra la discriminación** de las personas infectadas por el VIH. Puedes conseguir que las cosas cambien.